FIÈVRE TYPHOIDE AMBULATOIRE

RÉVÉLÉE PAR UNE

HÉMORRHAGIE INTESTINALE

PAR LE

Dr de CRÉSANTIGNES

PARIS

LIBRAIRIE OLLIER-HENRY

11, 13, Rue de l'École-de-Médecine, 11, 13

1888

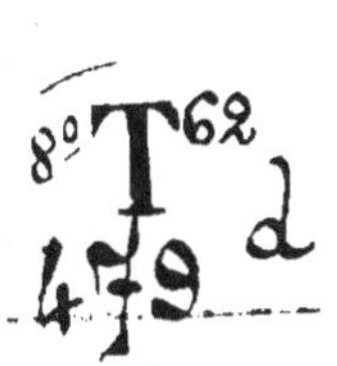

FIÈVRE TYPHOIDE AMBULATOIRE

RÉVÉLÉE PAR UNE

HÉMORRHAGIE INTESTINALE

PAR LE

Dr de CRÉSANTIGNES

PARIS

LIBRAIRIE OLLIER-HENRY

11, 13, Rue de l'École-de-Médecine, 11, 13

1888

FIÈVRE TYPHOIDE AMBULATOIRE

RÉVÉLÉE PAR UNE

HÉMORRHAGIE INTESTINALE

On sait depuis longtemps que la fièvre typhoïde est une maladie qui présente des modalités nombreuses : au point de vue de la prédominance des symptômes du côté de tel ou tel appareil, on a pu décrire les formes ataxique, adynamique, thoracique, abdominale, etc. ; quant à la durée de la maladie, on observe tous les intermédiaires entre une affection s'éteignant après quelques jours seulement et une maladie qui se prolonge plusieurs mois. L'intensité de la fièvre typhoïde n'est pas moins sujette, suivant les cas, à des différences nombreuses : tantôt le malade est profondément frappé et perd pour ainsi dire son individualité morale, tantôt il est à peine atteint et peut n'être pas contraint de cesser ses occupations ; cette modalité a reçu le nom pittoresque et imagé de « forme ambulatoire ». L'observation que je vais rapporter en est un exemple des plus frappants, car il est vraisemblable que la malade ne se serait pas doutée qu'elle ait eu la fièvre typhoïde, si l'apparition d'un phénomène tel que l'hémorrhagie intestinale n'avait attiré l'attention de ce côté.

Le 21 août dernier, je fus appelé auprès d'une femme de chambre âgée de 28 ans, Mme C., que je connaissais déjà, l'ayant soignée plusieurs mois auparavant pour des phénomènes dyspeptiques liés à une mauvaise hygiène alimentaire et favorisés par un état très manifeste de chloro-anémie; très rapidement, j'avais obtenu une grande amélioration de ces symptômes pénibles.

Cette fois, Mme C. me faisait demander, parce qu'à plusieurs reprises dans la matinée et dans l'après-midi, elle avait éprouvé un impérieux besoin d'aller à la garde-robe, avec coliques et sensation de brûlure au rectum ; mais ce qui l'inquiétait, c'est que chaque fois elle avait rendu du sang en quantité, les selles consistant en un liquide assez visqueux, noirâtre vu sous une certaine épaisseur, laissant une couleur rouge sur les parois du vase lorsque l'on venait à incliner celui-ci. Bien que les déjections n'aient pas été conservées et n'aient pu par conséquent m'être montrées, Mme C., femme intelligente, en donnait une description telle qu'il n'y avait pas à douter un seul instant qu'on ne se trouvât en présence d'une hémorrhagie intestinale. J'insiste de suite sur ce point très important que la malade ne s'était pas alitée, qu'elle m'avait ouvert la porte elle-même, et qu'elle me recevait dans le salon de l'appartement.

Tout d'abord, je songeai à ce qui est le plus fréquent, à des hémorrhoïdes, bien que les particularités racontées par la malade ne se rapportassent pas tout à fait à ce qui s'observe dans les hémorrhagies ayant pour point de départ le rectum ; il n'y avait pas d'hémorrhoïdes. Pour différentes raisons, j'éliminai l'hypothèse d'un traumatisme, d'un polype, d'une ulcération tuberculeuse, d'un cancer de l'intestin. — Quelle était donc la cause de ces garde-robes sanglantes?

Le visage de la malade ne présentait rien d'anormal ; je lui trouvai le teint un peu terreux qui lui était habituel, avec un peu plus de pâleur cependant; les yeux possédaient leur éclat normal; la langue n'était pas chargée; les mains semblaient fraîches; le pouls était petit et assez rapide, environ 100 pulsations, ce qui pouvait parfaitement s'expliquer par la perte de sang. Rien n'apportait donc un élément au diagnostic.

Je palpai l'abdomen; partout il était souple et l'on ne constatait pas de ballonnement; dans la fosse iliaque droite on provoquait facilement du gargouillement, sans aucune douleur. En appliquant les mains sur le ventre, il me sembla que la peau était plus chaude qu'à l'état normal et j'eus l'idée de prendre la température.

Pendant que le thermomètre était sous l'aisselle,

j'interrogeai la malade sur son état de santé durant les jours qui précédaient. Elle m'apprit que depuis quelques semaines son appétit n'était pas régulier, que souvent elle n'avait pas faim et qu'elle était vite rassasiée; du côté des garde-robes, les fonctions s'accomplissaient bien. D'une façon générale, elle avait trouvé ses forces diminuées et parfois il lui montait à la figure comme des bouffées de chaleur, accompagnées d'un certain malaise; avec cela, elle avait eu quelques maux de tête, mais peu violents. Les nuits étaient aussi moins bonnes; elle rêvait et se réveillait souvent avec une légère agitation. Mais ces symptômes, tous très atténués, ne l'avaient guère inquiétée; habituée à souffrir de petits malaises dus à son état dyspeptique et à sa chlorose, elle s'en était prise à la chaleur de l'été qu'elle supportait fort mal chaque année. Elle avait donc continué, sans s'arrêter, sans se plaindre et sans se trouver trop fatiguée, son service habituel de femme de chambre.

Au bout de dix minutes, je consultai le thermomètre et je vis qu'il marquait 38°,8; mon diagnostic était fait : j'avais la conviction de me trouver en face d'un cas de fièvre typhoïde à forme ambulatoire, au cours de laquelle une hémorrhagie intestinale de moyenne intensité s'était produite. En reprenant mon interrogatoire et en cherchant à fixer les souvenirs de la malade sur le moment précis où elle avait constaté dans sa santé les troubles qu'elle attribuait à la chaleur, je pus faire remonter à vingt ou vingt-cinq jours le début de l'affection; je complétai aussi l'examen physique qui fut de tous points négatif, aussi bien au point de vue de l'existence de taches rosées lenticulaires que de l'augmentation de volume du foie et de la rate; du côté de l'appareil respiratoire rien non plus.

Je conseillai à la malade de rentrer chez elle, de prendre le lit et je lui prescrivis un traitement consistant dans la privation d'aliments solides et l'usage d'une potion contenant de l'eau de Rabel et de l'extrait de ratanhia. Dans la soirée du sang fut encore rendu, mais en petite quantité.

Le lendemain 22, je vis la malade vers cinq heures du soir. L'hémorrhagie n'avait pas reparu, la journée s'était passée sans garde-robe. Madame C. avait un peu de céphalalgie frontale et se plaignait d'avoir mal dormi la nuit; mais le facies n'était nullement altéré; je me trouvais en présence d'une personne qui ne donnait pas l'apparence d'une malade et qui se serait levée si je ne l'avais pas condamnée formellement à garder le lit. La température du matin était de 37°,6, celle du soir de 38°,2. Je prescrivis 2 grammes de bromure de potassium à prendre vers neuf heures, afin de tâcher de procurer du sommeil.

Le 23, il y eut deux selles, grâce à un verre d'eau de Sedlitz; plus trace de sang. Il y a encore eu de l'insomnie mais moins que la nuit précédente, et

Madame C. se trouve bien. Comme prescription, une potion à l'extrait de quinquina. Température du matin 37°, température du soir 37°,8.

Le 24, matin et soir apyrexie complète; il y a une tendance manifeste à la transpiration.

Le 25 et le 26, la température est normale et la malade entre en convalescence; je l'alimente progressivement.

Bref, les jours suivants, elle reprend peu à peu des forces et part bientôt pour la campagne afin d'achever de se remettre.

RÉFLEXIONS

Il me semble qu'après avoir lu l'observation qui précède, on ne peut mettre en doute qu'il ne se soit agi d'une fièvre typhoïde à forme ambulatoire ayant donné lieu à une hémorrhagie. Ce dernier accident, pour lequel j'étais appelé, ne pouvait guère, à mon avis, recevoir une autre interprétation; j'ajoute qu'elle satisfaisait l'esprit. L'affection pyrétique en face laquelle je me trouvais, devait durer depuis vingt à vingt-cinq jours et ne s'était traduite que par quelques malaises, un appétit irrégulier, une diminution des forces, un sentiment de lassitude, quelques légers maux de tête et un peu d'insomnie. Le diagnostic aurait pu être plus difficile encore, si, au lieu de trouver de la fièvre, la température avait été normale.

Et ceci aurait pu se produire, même dans l'hypothèse d'une fièvre typhoïde. En effet, on sait qu'il existe des cas dans lesquels la dothiénentérie a pu évoluer d'une façon apyrétique, et on peut lire à ce sujet dans les *Archives générales de médecine*, année 1873, un mémoire de M. Vallin, intitulé : « Sur la forme ambulatoire ou apyrétique grave de la fièvre typhoïde. » L'auteur rapporte deux observations dans lesquelles la maladie était grave quant à la lésion, sans qu'il y eut de fièvre et cependant le diagnostic fut affirmé dans le premier cas par une hémorrhagie intestinale d'un litre environ après laquelle la fièvre s'alluma et suivit la marche habituelle, dans le second cas par l'autopsie qui montra les lésions caractéristiques de la maladie. J'aurais pu avoir affaire à une de ces formes apyrétiques. Mais, même en admettant l'existence de fièvre pendant toute la période latente de la maladie, il aurait pu se faire, lorsque j'observai la malade, que je n'en trouvasse pas ; il ne faut pas oublier en effet que les hémorrhagies, à la condition d'être assez abondantes, produisent pendant les heures qui suivent, un abaissement de température considérable ; c'est seulement vingt-quatre à vingt-huit heures plus tard que le chiffre revient à ce qu'il était auparavant, et, si je n'avais pas noté une température plus basse que 38°,8, dans le cas qui nous occupe, c'est que l'hémorrhagie n'avait pas été très abondante. Par conséquent, devant une hémorrhagie intestinale, même sans fièvre, même le malade n'étant pas alité, il faut songer à la possibilité d'une dothiénentérie, laquelle n'est pas toujours diagnostiquée depuis longtemps, ainsi qu'il est dit dans les traités de séméiologie. En voici une nouvelle preuve :

En remontant dans mes souvenirs, je me rappelle avoir observé un cas d'hémorrhagie intestinale analogue à celui de Madame C., mais quand je vis la malade, elle ne présentait précisément pas de fièvre et je ne fis le diagnostic que trois ans plus tard, après avoir médité sur les considérations qui précèdent. Voici cette seconde observation, nécessairement fort incomplète :

Le 21 août 1885, vers quatre heures je fus appelé auprès d'une femme de chambre âgée de 42 ans qui depuis le matin, à plusieurs reprises, avait rendu du sang; on me fit voir en effet un vase de nuit à moitié plein d'un liquide épais, rouge noirâtre qui ne laissait aucun doute sur la vérité de cette assertion. — *La malade n'était pas couchée;* elle était habillée d'un peignoir et assise dans un fauteuil; sa physionomie n'avait rien de spécial, la peau était fraîche, le pouls un peu rapide. Après l'avoir fait mettre au lit, je l'examinai; pas d'hémorrhoïdes. Rien ne me frappa à l'inspection ni au palper du ventre; du côté des autres appareils, aucun signe morbide. Je pris la température : *il n'y avait pas de fièvre.* La malade qui était une femme parfaitement constituée et d'une excellente santé habituelle, me raconta qu'elle venait de passer un mois à Trouville, que pendant tout le temps de son séjour elle ne s'était pas sentie à son aise; elle avait eu de la diarrhée et des maux d'estomac et avait été soignée pour cela. Elle me dit encore que depuis un mois elle avait maigri d'une façon étonnante, que tout le monde la trouvait très changée. Malgré cela elle n'avait pas interrompu un seul jour son service.

Ainsi que je l'ai déjà dit, je ne fis pas le diagnostic de la cause de l'hémorrhagie. Voici comment les choses évoluèrent dans la suite : le lendemain, la perte de sang était arrêtée, mais je me rappelle très bien avoir trouvé vers le soir un peu de fièvre — entre 38 et 38°8, -- sans que je puisse préciser. Le surlendemain, encore un peu de fièvre, mais la malade se sent si bien que je la vois seulement quatre jours plus tard. Je l'avais mise au régime lacté; elle demande d'autres aliments.

Deux ou trois mois après, je reçus la visite de cette femme; elle avait une mine magnifique, avait beaucoup engraissé et ne se plaignait plus d'aucun malaise.

On remarquera que dans l'une comme dans l'autre de ces observations, la maladie existait depuis trois semaines environ lorsque l'hémorrhagie se produisit; ces faits rentrent dans la règle, quant à l'époque à laquelle l'accident se montre avec le plus de fréquence : sur 173 cas de Griesinger, Murchison et Liebermeister analysés par M. Ferdinand Dreyfous dans le Dictionnaire de médecine et de chirurgie pratique, on voit que l'hémorrhagie s'est produite 7 fois pendant la première semaine, 51 fois pendant la seconde, 55 fois pendant la troisième, 39 fois pendant la quatrième, 19 fois à une époque plus tardive.

D'ailleurs, au moins dans l'observation n° 1, la marche de la température pendant les jours qui suivirent montra bien que la maladie était à sa fin et que la défervescence se fit rapidement par des oscillations descendantes.

L'observation principale qui fait le sujet de cette note est un exemple rare de fièvre typhoïde à forme ambulatoire vraie, car de nombreux cas présentés comme tels par les auteurs ne méritent pas ce nom. Comme exemple, je citerai ceux qu'à rapportés Louis dans son beau livre « Recherches anatomiques, pathologiques et thérapeutiques sur la maladie connue sous le nom de fièvre typhoïde ». L'observation 44° est celle d'un homme dont l'histoire est ainsi résumée : « Frissons, chaleur, sueurs, céphalgie intense, anorexie presque complète, bientôt douleurs de ventre pendant une semaine, puis disparition; retour des frissons pendant huit jours et régulièrement, puis diarrhée fort irrégulière; évacuation d'un verre de sang au 20e jour; réapparition des frissons, augmentation de la faiblesse; perforation et mort au 36e jour. » — Est-ce là une forme de la maladie qui, même jusqu'au 20e jour, puisse être qualifiée d'ambulatoire ou de latente? — Je ne le pense pas.

En résumé, les faits de l'ordre de ceux que j'ai rapportés semblent rares, car dans les nombreux recueils que j'ai parcourus, je n'en ai pas trouvé d'analogues. La conclusion à en tirer est la suivante et c'est par là que je termine :

Lorsqu'on se trouve en présence d'une hémorrhagie intestinale, même sans fièvre, même chez une personne non alitée, on doit songer à la possibilité d'une fièvre typhoïde.

Paris. — Imp. J. Ramolini, 4, rue Censier.

www.ingramcontent.com/pod-product-compliance
Lightning Source LLC
LaVergne TN
LVHW012019170826
845678LV00004BA/1564
* 9 7 8 2 3 2 9 6 3 2 1 5 5 *